甲状腺癌
——"黑化的蝴蝶"

欧阳伟　冯会娟　主编

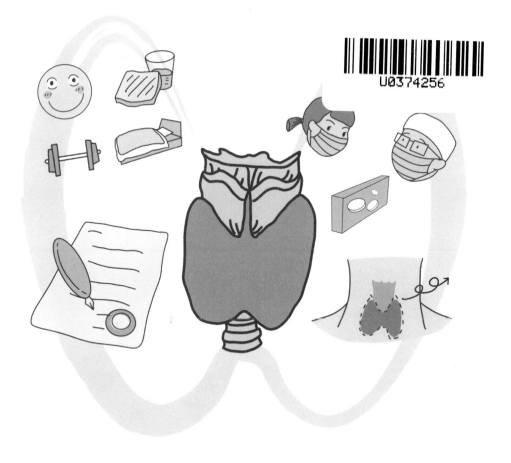

中山大学出版社
·广州·

版权所有　翻印必究

图书在版编目（CIP）数据

甲状腺癌："黑化的蝴蝶"/欧阳伟，冯会娟主编．—广州：中山大学出版社，2023.3

ISBN 978-7-306-07710-3

Ⅰ.①甲… Ⅱ.①欧… ②冯… Ⅲ.①甲状腺疾病—腺癌—诊疗 Ⅳ.①R736.1

中国国家版本馆 CIP 数据核字（2023）第 022745 号

JIAZHUANGXIAN AI："HEIHUA DE HUDIE"

出 版 人：	王天琪
策划编辑：	邓子华
责任编辑：	邓子华
封面设计：	曾　斌
责任校对：	丘彩霞
责任技编：	靳晓虹
出版发行：	中山大学出版社
电　　话：	编辑部 020-84110283，84113349，84111997，84110779，84110776
	发行部 020-84111998，84111981，84111160
地　　址：	广州市新港西路 135 号
邮　　编：	510275　　传　真：020-84036565
网　　址：	http://www.zsup.com.cn　E-mail：zdcbs@mail.sysu.edu.cn
印 刷 者：	佛山市浩文彩色印刷有限公司
规　　格：	787mm×1092mm　1/16　4.25 印张　80 千字
版次印次：	2023 年 3 月第 1 版　2023 年 3 月第 1 次印刷
定　　价：	26.00 元

如发现本书因印装质量影响阅读，请与出版社发行部联系调换

本书编委会

主编 欧阳伟　冯会娟

编委（按姓氏拼音排序）

陈　盼　程思源　李　祯　凌苑娜　潘丽勤　孙云钢

王　静　吴菊清　冼嘉朗　张玉娴　邹全梁

插画 罗晓琴

主 编 简 介

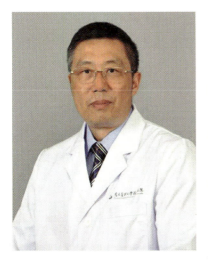

欧阳伟，主任医师、教授，博士研究生导师、博士后合作导师，南方医科大学珠江医院核医学科主任。担任中华医学会核医学分会全国委员、中华医学会核医学分会治疗学组副组长、广东省医学会核医学分会主任委员等学术职务。从事放射性核素治疗工作25年，对甲状腺癌及甲状腺功能亢进诊断与治疗具有丰富的临床经验，特别擅长应用^{131}I治疗分化型甲状腺癌及甲状腺功能亢进，在华南地区具有较高的知名度，对甲状腺结节的良恶性鉴别也具有丰富的临床经验。在广东率先建立核医学防护病房，牵头成立广东省首家珠江甲状腺核素诊疗专科联盟。在南方医科大学珠江医院牵头成立分化型甲状腺癌MDT小组，连续14年主持甲状腺核素诊疗相关国家级继续教育学习班。主持国家自然科学基金面上项目1项，省部级课题5项。获"广东医院优秀临床科主任""年度好大夫""羊城名医"等称号。获军队科技进步三等奖1项，为"珠江医师奖"获得者。发表学术论文100多篇，其中发表在SCI收录期刊的学术论文14篇。参与编写国家级相关指南（或路径）专著3部。

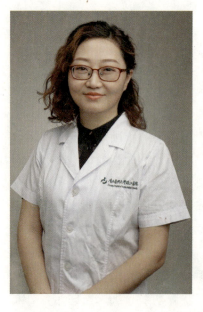

冯会娟，副主任医师，硕士研究生导师，南方医科大学珠江医院核医学科副主任。2006年，毕业于中山大学影像医学与核医学专业，获硕士学位。2016年，在美国北卡罗来纳州立大学生物医学影像研究中心留学。从事核医学临床、科研及教学工作16余年，对甲状腺疾病诊断和治疗具有丰富的临床经验。特别擅长应用^{131}I治疗甲状腺功能亢进及甲状腺癌，以及应用^{32}P敷贴治疗小儿血管瘤及瘢痕。担任广东省医学会核医学分会委员兼秘书、广东省医师协会核医学分会委员、广东省健康管理协会甲状腺病学专业委员会常务委员、广东省保健协会甲状腺病学专业委员会常务委员、广州市医学会核医学分会常务委员、广东省中西医结合学会核医学分会常务委员、广东省健康管理学会甲状腺病学委员会委员等学术职务。主持或参与省级、部级基金项目数个。获"年度好大夫""岭南名医"等称号。在核心期刊发表论文几十篇，其中发表在SCI收录期刊的学术论文10多篇。

前　言

　　针对当前甲状腺癌高发、隐匿、普及率低、不为公众了解等特点，本书用通俗易懂的语言图文并茂地描述了甲状腺的结构，简述如何正确地看待甲状腺结节，介绍甲状腺癌的诊断及分类，揭开"手术+TSH抑制治疗+放射性碘（^{131}I）治疗"三联疗法的神秘面纱，重点介绍大众普遍关注的甲状腺癌治疗、预后及随访，用具体数字说明^{131}I治疗甲状腺癌的安全性，解答大众对甲状腺癌所关心的问题。希望本书能帮助公众理解甲状腺疾病相关知识，增加患者对甲状腺癌诊疗过程的认识，降低、消除其对疾病及核素治疗的内心恐惧，使其积极治疗。

　　由于作者的知识水平有限，书中难免存在不妥之处，敬请广大读者批评和指正。

编　者

2022年12月10日

目 录

第1章 颈部"蝴蝶"——甲状腺 1
  1.1 正常甲状腺 1
  1.2 甲状腺结节 2

第2章 "黑化的蝴蝶" 5
  2.1 如何识别"黑化的蝴蝶" 5
  2.2 "蝴蝶"中的"懒羊羊"——分化型甲状腺癌 6
    2.2.1 甲状腺乳头状癌 6
    2.2.2 甲状腺滤泡状癌 7
  2.3 "蝴蝶"中的"灰太狼"——甲状腺髓样癌 8
  2.4 "蝴蝶"中的"红太狼"——未分化型甲状腺癌 8

第3章 分化型甲状腺癌的"前世今生" 11

第4章 首选的武器——手术 12
  4.1 甲状腺手术方式的选择 12
    4.1.1 肿瘤切除 13
      4.1.1.1 甲状腺全切/近全切 13
      4.1.1.2 单侧甲状腺腺叶+峡部切除 14
      4.1.1.3 甲状腺全切+切除受侵周围组织 15
    4.1.2 淋巴结清扫 16
      4.1.2.1 中央区淋巴结清扫 16
      4.1.2.2 侧颈区淋巴结清扫 16
  4.2 甲状腺术后常见并发症 17
    4.2.1 喉返神经损伤 17

4.2.2　低钙血症 …………………………………………………… 17
　　4.2.3　出血、感染 ………………………………………………… 18
4.3　其他罕见并发症 …………………………………………………… 18
4.4　甲状腺外手术 ……………………………………………………… 18

第5章　神奇的 ^{131}I …………………………………………………… 20

5.1　^{131}I 是术后首选的治疗手段 ……………………………………… 20
　　5.1.1　关于 RAI 治疗 ……………………………………………… 20
　　5.1.2　甲状腺癌术后患者需要进行 RAI 治疗 …………………… 21
　　5.1.3　可以进行 RAI 治疗的患者 ………………………………… 21
　　5.1.4　分化型甲状腺癌患者经手术后才能进行 RAI 治疗 …… 22
　　5.1.5　不适合进行 RAI 治疗的分化型甲状腺癌患者 …………… 22
　　5.1.6　建议进行 RAI 治疗的分化型甲状腺癌患者 ……………… 22
5.2　RAI 治疗的注意事项 ……………………………………………… 22
　　5.2.1　RAI 治疗前需要停服左甲状腺素钠片 …………………… 22
　　5.2.2　RAI 治疗前后分化型甲状腺癌患者需要禁碘饮食 …… 23
　　5.2.3　进行 RAI 治疗前的常规检查 ……………………………… 23
　　5.2.4　进行 RAI 治疗时的注意事项 ……………………………… 24
　　5.2.5　RAI 治疗后的注意事项 …………………………………… 24
5.3　RAI 治疗的不良反应 ……………………………………………… 25
　　5.3.1　放射性甲状腺炎 …………………………………………… 25
　　5.3.2　胃肠道不良反应 …………………………………………… 25
　　5.3.3　血液系统不良反应 ………………………………………… 25
　　5.3.4　生殖系统不良反应 ………………………………………… 26
　　5.3.5　唾液腺损伤、味觉异常和口腔黏膜炎 …………………… 26
　　5.3.6　泪腺损伤 …………………………………………………… 26
　　5.3.7　放射性肺炎和肺纤维化 …………………………………… 26
5.4　RAI 治疗后辐射防护及管理 ……………………………………… 26
5.5　RAI 治疗后生育时机及注意事项 ………………………………… 28

第6章　小身板、大作用的药丸 ·················· 30
6.1　TSH抑制治疗 ·················· 30
6.1.1　什么是TSH抑制治疗 ·················· 30
6.1.2　临床上常用的TSH抑制药物 ·················· 31
6.2　时机要抓准，药量要把控 ·················· 32
6.2.1　TSH抑制治疗的时机 ·················· 32
6.2.2　TSH抑制治疗的目标 ·················· 32

第7章　最后的法宝——靶向治疗和外放疗 ·················· 34
7.1　精准治疗——分子靶向治疗 ·················· 34
7.2　有的放矢——外放疗 ·················· 35

第8章　病情"晴雨表" ·················· 38
8.1　血清标志物 ·················· 38
8.2　影像学检查 ·················· 39
8.2.1　简便、快捷的超声检查 ·················· 39
8.2.2　直观的CT和MR ·················· 40
8.2.3　先进、全面的PET-CT ·················· 40
8.2.4　可作为"照妖镜"的^{131}I全身显像 ·················· 42

第9章　分期、危险分层和疗效判断 ·················· 46
9.1　TNM临床分期 ·················· 46
9.2　复发风险分层 ·················· 48

第10章　甲状腺癌术后的健康管理 ·················· 50
10.1　情绪调整 ·················· 50
10.2　饮食 ·················· 51
10.2.1　饮食注意事项 ·················· 51
10.2.2　低碘饮食时期 ·················· 51
10.3　运动 ·················· 53

10.4 休息 …………………………………………………………… 54

10.5 按时服用左甲状腺素钠片并定期复查 …………………… 54

10.6 备孕问题 ……………………………………………………… 54

第1章 颈部"蝴蝶"——甲状腺

1.1 正常甲状腺

甲状腺（图1-1）藏在我们的颈部正下方，小小的身躯上长着一对"翅膀"（甲状腺左叶与右叶），形状呈"H"形，就像蝴蝶一样，因此，人们将它称为颈部"蝴蝶"。虽然甲状腺个头小，质量只有20~30 g，看不见，摸不着，但它是我们人体重要的内分泌器官，被许多人形容为"人体的发动机"。甲状腺虽然不是生命器官，缺失后不需要移植，用甲状腺激素替代治疗即可，但它是一个非常重要的器官，没有它的帮助，人们就会没精打采，萎靡不振。

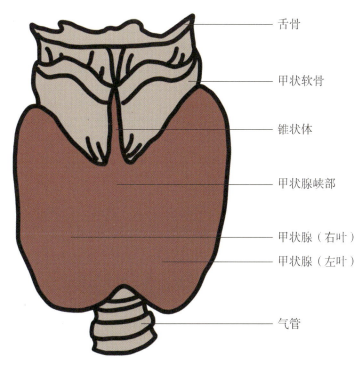

图1-1 正常甲状腺结构

下面我们就来浅谈一下甲状腺的结构及甲状腺对我们人体所做的贡献。甲状腺有左右两个腺叶，中间由峡部连接组成，外面有被膜包裹，位于气管前方。男性的甲状腺比较容易辨别，可以用手触摸成年男子的脖颈喉结处，让他做一个吞咽动作，喉结下方随吞咽上下移动的那个地方就是甲状腺。甲状腺受"下丘脑－垂体－甲状腺轴"的调控，主要的贡献是合成并分泌甲状腺激素。甲状腺激素作用非常广泛，能促进人体的生长发育，调节机体的新陈代谢及各器官系统的功能活动等。

甲状腺平常主要分泌 2 种甲状腺激素，为三碘甲腺原氨酸（triiodothyronine，T3）和四碘甲腺原氨酸（thyroxine，T4）。这 2 种激素平常以游离和结合状态存在于人体中。T3 在血液中的量较少，但生理作用强大；T4 在血液中的量虽较 T3 的多，但 T4 没有生理作用，须转化成 T3 才能发挥生理作用。T3 水平受垂体释放的促甲状腺激素（thyroid stimulating hormone，TSH）控制。当 T3 减少时，TSH 就会释放得多，以促进 T3 的增多；当 T3 增多时，TSH 就释放得少，以降低 T3 的水平。这种反馈调节有利于人体在应激状态下正常工作和生活。

正常的甲状腺血供和淋巴结都很丰富，这使甲状腺随时处在工作状态，为我们的身体提供动力，但是这也为甲状腺恶性肿瘤的转移提供有利条件。这就是甲状腺乳头状癌容易发生淋巴结转移和甲状腺滤泡状癌容易发生远处转移的原因。

1.2 甲状腺结节

甲状腺结节（图 1-2）其实是甲状腺上长的"包"（肿块），属于正常腺体上的异常增生组织。这个结节可小可大，也可以逐渐生长变大。一部分患者没有感觉，在体检时，无意中被查出有甲状腺结节；另一部分患者感觉脖子憋气，呼吸不顺畅，胸闷，上不来气，吃饭时觉得嗓子有异物，胃胀难受等，此时去医院检查常常被查出有甲状腺结节。大多数甲状腺结节患者没有临床症状，一般通过甲状腺彩超检查才发现甲状腺结节。甲状腺结节分为囊性结节、增生性结节、炎性结节及肿瘤性结节。肿瘤性结节又分为良性结节及恶性结节。其中，恶性结节只占很小一部分（约为 5%），因此，大可不必"谈结节色变"。

甲状腺结节可见于各年龄段的患者，以中老年患者多见。当青少年出现甲状腺结节时，要提高对恶性结节的警惕性。颈部超声检查是目前临床评估甲状腺结节最便捷的方法。当超声提示结节变圆、血供丰富、短期内体积变大或出现微小钙化等征象时，应提高对恶性结节的警惕性，必要时行细针穿刺活检，以明确诊断。甲状腺结节随着年龄的增长而增多，50岁以上人群中，约80%可出现甲状腺结节。因此，发现甲状腺结节后没必要过度担心，定期复查，明确性质即可。

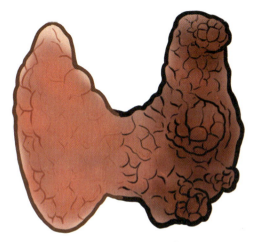

图1-2 甲状腺结节

参考文献

［1］中华医学会内分泌学分会，中华医学会外科学会内分泌学组，中国抗癌协会头颈肿瘤专业委员会，等. 甲状腺结节和分化型甲状腺癌诊治指南［J］. 中华内分泌代谢杂志，2012，28（10）：779-797.

［2］邝燕群，黄潮波. 甲状腺的超声诊断在健康体检中的应用［J］. 影像研究与医学应用，2020，4（12）：133-134.

［3］林果为，王吉耀，葛均波. 实用内科学［M］. 15版. 北京：人民卫生出版社，2017.

［4］王之旸，乐岭. 甲状腺结节的规范化诊疗［J］. 临床内科杂志，2019，36（8）：514-516.

［5］GERMANO A, SCHMITT W, CARVALHO M R, et al. Normal ultrasound anatomy and common anatomical variants of the thyroid gland plus adjacent structures: a pictorial

review [J]. Clinical imaging, 2019, 58: 114-128.
[6] SINGAPOREWALLA R M, HWEE J, LANG T U, et al. Clinico-pathological correlation of thyroid nodule ultrasound and cytology using the TIRADS and bethesda classifications [J]. World journal of surgery, 2017, 41 (7): 1807-1811.

(孙云钢,欧阳伟)

第 2 章 "黑化的蝴蝶"

2.1 如何识别"黑化的蝴蝶"

　　颈部"蝴蝶""黑化",我们称之为癌变。识别甲状腺癌变的步骤可分为三步。

　　第一步。甲状腺"生病"甚至"黑化",患者会出现以下几个症状:脖子肿大、呼吸不顺畅、打鼾、喉咙不适、声音嘶哑、消瘦乏力;随着病情进展,肿块逐渐增大,会伴随不同程度的疼痛感(图2-1)。出现上述症状后,患者一定要到医院做颈部彩色B超检查。

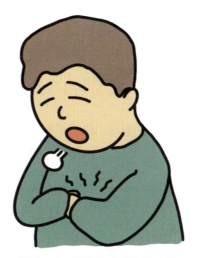

图 2-1　甲状腺癌引起的症状

　　第二步。颈部彩色B超检查如果提示甲状腺结节,要重点关注结节的大小及性质。一般超声报告都会根据甲状腺影像报告和数据系统(Thyroid Imaging Reporting and Dada System,TI-RADS)的分级标准进行分类,数字越大,越要提高警惕。一般情况下,TI-RADS 1类和TI-RADS 2类,恶性程度考虑为0%;TI-RADS 3类,恶性程度考虑为不高于2%;TI-RADS 4a

类，恶性程度考虑为2%以上且不高于10%；TI-RADS 4b 类，恶性程度考虑为10%以上且不高于50%；TI-RADS 4c 类，恶性程度考虑为50%以上且不高于90%；TI-RADS 5 类，恶性程度考虑为90%以上。同时，患者还可以到核医学科进行甲状腺肿瘤显像检测，便于对结节定性。

第三步。对恶性程度高的结节进行穿刺或手术，经病理分析来确定结节是否癌变。

2.2 蝴蝶中的"懒羊羊"——分化型甲状腺癌

大多数甲状腺癌的病理类型是分化型甲状腺癌（differentiated thyroid carcinoma）。这些肿瘤细胞由甲状腺滤泡细胞发展而来，看起来很像正常的甲状腺组织，恶性程度低，我们可将它看成"懒羊羊"。分化型甲状腺癌的主要类型为甲状腺乳头状癌及甲状腺滤泡状癌。

2.2.1 甲状腺乳头状癌

甲状腺乳头状癌占成人甲状腺癌总数的90%以上，属于第一常见类型，常见于中青年女性，以21～40岁的妇女最多见。儿童甲状腺癌通常也是甲状腺乳头状癌。

甲状腺乳头状癌具有分化程度好、生长缓慢、恶性程度低、有多中心性发生倾向的特点，且可能较早出现颈部淋巴结转移。最常见的症状是颈部出现质地较硬甲状腺结节，这些甲状腺结节随吞咽动作上下移动（图2-2）。

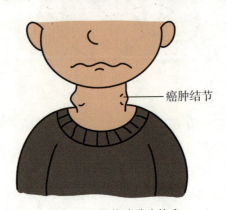

图 2-2　甲状腺乳头状癌

甲状腺乳头状癌有多种亚型，以经典亚型最为常见；特殊亚型以滤泡亚型为主。早期发现时，滤泡亚型乳头状癌与经典亚型的甲状腺乳头状癌都有良好的预后，治疗方式也相同。其他亚型的乳头状癌（如柱状细胞型乳头状癌、高细胞型乳头状癌和弥漫硬化型乳头状癌）不那么常见，而且往往生长和扩散速度较快。

2.2.2 甲状腺滤泡状癌

甲状腺滤泡状癌属于第二常见的类型，约占甲状腺癌的10%，恶性程度属中低级别，有侵犯血管倾向，常见血行转移。部分患者以声音嘶哑（图2-3）及远处转移为首发症状，少部分患者以颈部淋巴结肿大为首发症状。滤泡状癌的预后虽然在大多数情况下仍然很好，但不如乳头状癌的。

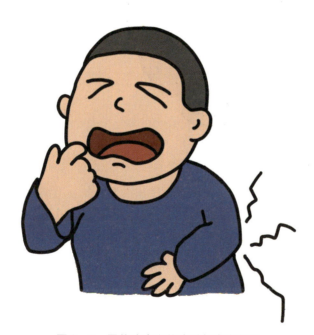

图2-3　甲状腺滤泡状癌引起声音嘶哑

2.3 "蝴蝶"中的"灰太狼"——甲状腺髓样癌

甲状腺髓样癌由甲状腺的 C 细胞异常增生而来,通常会产生调控血液中钙含量的降钙素,约占甲状腺癌的 4%。甲状腺髓样癌一般发展较慢,恶性程度中等,我们可将它看成"灰太狼"(图 2-4)。

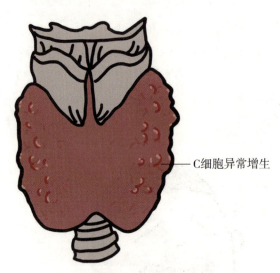

图 2-4 甲状腺髓样癌

甲状腺髓样癌常表现为单侧或双侧甲状腺肿块,有时甚至在发现甲状腺结节前就扩散到淋巴结、肺或肝脏。晚期时患者会出现呼吸不畅、吞咽困难、声音嘶哑等。80%～90% 髓样癌呈散发性。10%～20% 甲状腺髓样癌患者表现家族性。值得提醒的是,此型 20%～30% 患者同时伴有顽固性腹泻,通常为水样泻伴未消化食物,每日数次,甚至 10 次以上,可伴有面部潮红等。

2.4 "蝴蝶"中的"红太狼"——未分化型甲状腺癌

未分化型甲状腺癌是一种罕见的甲状腺癌,约占所有甲状腺癌的 2%(图 2-5),有时被认为是由已经存在的甲状腺乳头状癌或甲状腺滤泡状癌发展而来，其肿瘤细胞看起来与正常的甲状腺细胞大不相同。未分化型甲状腺癌发展迅速，高度恶性，我们可将它看成"红太狼"。

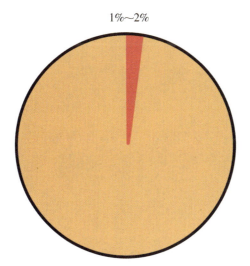

图 2-5　未分化型甲状腺癌在甲状腺癌中的比例

未分化型甲状腺癌通常会迅速扩散到身体其他远处部位。发现时，50%以上的患者有颈部淋巴结转移；或癌细胞侵犯喉返神经、气管或食管，常经血液循环系统向远处转移。

未分化型甲状腺癌患者的预后很差。患者的平均存活时间为 3～6 个月，一年存活率仅为 5%～10%。临床症状常表现为近期内甲状腺结节迅速增大，并产生局部压迫症状，如呼吸困难、吞咽困难、颈静脉怒张、声音嘶哑、颈部疼痛等。

参考文献

[1] 葛均波，徐永健，王辰. 内科学 [M]. 9 版. 北京：人民卫生出版社，2018.

[2] 李维梅，蒋益民，郭庆之，等. 甲状腺结节 TI-RADS 分级与病理结果对照分析 [J]. 医学影像学杂志，2017，27（5）：815-818.

[3] 田文，郜洪庆. 甲状腺癌患者生存现状分析 [J]. 中国实用外科杂志，2016，36（5）：489-493.

[4] SIEGEL R L, MILLER K D, JEMAL A. Cancer statistics, 2017 [J]. A cancer journal for clinicians, 2017, 67 (1): 7-30.

[5] ZHANG L, WEI W J, JI Q H, et al. Risk factors for neck nodal metastasis in papillary thyroid microcarcinoma: a study of 1066 patients [J]. The journal of clinical endocrinology and metabolism, 2012, 97 (4): 1250 – 1257.

(孙云钢,冯会娟)

第3章 分化型甲状腺癌的"前世今生"

甲状腺是我们人体正常的内分泌器官，每天为我们的工作、学习、生活持续提供能量，勤勤恳恳地付出，怎么就癌变了？它的"前世"到底发生什么事情，"今生"才会恶变？

其中的原因很复杂，可以分为先天因素和后天因素。先天因素主要指遗传因素。如果直系亲属患甲状腺相关疾病，如甲状腺癌、甲状腺结节或桥本甲状腺炎等，那么自己患甲状腺癌的概率就比别人的高一些。后天因素包括在儿童时期曾接受 X 线或放疗治疗，长期的精神紧张、工作压力大等。

分化型甲状腺癌的"今生"又如何？所有的分化型甲状腺癌肿瘤细胞都一样吗？答案是否定的。从病理学的角度来看，分化型甲状腺癌的病理分型除了最常见的经典型，还有稍微少见的一些亚型，如滤泡亚型、柱状细胞亚型、弥漫硬化亚型、实体亚型等。病理分型为非经典亚型的分化型甲状腺癌患者预后相对较差，复发概率高。由此可知，非经典亚型的分化型甲状腺癌肿瘤细胞更"坏"，它们对身体的影响更大，需要患者更积极地接受规范治疗。

参考文献

[1] ZHU J, WANG X, ZHANG X, et al. Clinicopathological features of recurrent papillary thyroid cancer [J]. Diagnostic pathology, 2015, 10: 96.

（王静，冯会娟）

第4章 首选的武器——手术

王女士体检时进行颈部 B 超检查,发现甲状腺肿物。穿刺后病理检查发现甲状腺癌的可能性较大,医生建议王女士做手术治疗。王女士有很多疑惑:甲状腺癌手术(图4-1)怎么做?做手术要注意哪些事项?手术有哪些并发症?

其实,大部分准备做甲状腺手术的患者都有同样的疑问。

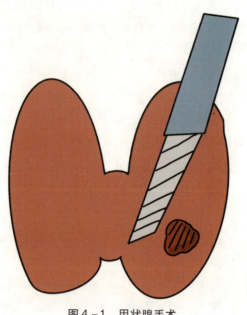

图 4-1 甲状腺手术

4.1 甲状腺手术方式的选择

手术前,外科医生会评估肿瘤特征,包括肿瘤大小(肿瘤有多大)、范围(肿瘤累及腺叶、周围组织及器官情况)、淋巴结情况(有无可疑淋巴结转移,转移范围有多广)及甲状腺肿瘤相关风险因素(近亲有无相关疾病、有无放射性物质接触史）等，从而判断肿瘤的恶性程度，根据不同的情况选择不同的手术方式，以获取最大手术效益。一般的手术方式主要分为肿瘤切除和淋巴结清扫。如果出现远处转移，必要时也进行甲状腺外手术。

肿瘤切除分为甲状腺全切/近全切、单侧甲状腺腺叶＋峡部切除、甲状腺全切＋切除受侵周围组织；淋巴结清扫分为中央区淋巴结清扫、中央区淋巴结＋侧颈区淋巴结清扫。

下面简要介绍不同手术方式的优缺点及适用范围。

4.1.1 肿瘤切除

4.1.1.1 甲状腺全切/近全切除

甲状腺全切，通俗地说，就是将肉眼可见的甲状腺组织全部切除。近全切即切除几乎所有肉眼可见的甲状腺组织，仅保留小于 1 g 的甲状腺组织。这些被保留的组织由于邻近喉返神经或甲状旁腺，切除时易造成喉返神经或甲状旁腺损伤，外科医生常常选择性保留（图 4-2）。

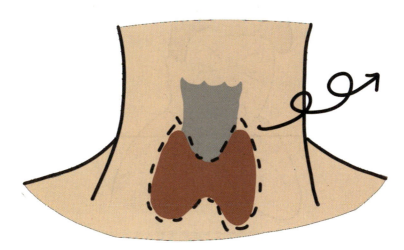

图 4-2 甲状腺全切/近全切除术

有以下特征时医生常常建议做甲状腺全切/近全切手术：
（1）肿物较大（直径不小于 2 cm）。
（2）甲状腺有多个肿物。

(3) 肿物侵犯周围组织（如气管、食管、肌肉等）。

(4) 伴有双侧颈部淋巴结转移。

(5) 肿瘤属于侵袭性亚型（如乳头状癌的高细胞亚型、柱状细胞亚型、弥漫硬化亚型、实体亚型）。

该手术的优点如下：

(1) 甲状腺球蛋白（thyroglobulin，Tg）由甲状腺组织产生，完全切除后，方便监测 Tg 水平的变化，更容易监测肿瘤有无复发。

(2) 完全切除甲状腺后，复发的可能性降低。

(3) 有利于手术后放射性碘（radioactive iodine，RAI，应用碘-131）治疗。碘-131 为碘的一种放射性同位素，核素符号为 ^{131}I。

该手术的缺点如下：

全切时手术难度较高，并发症发生的概率较高。例如，损伤喉返神经导致声音嘶哑，损伤喉上神经导致饮水呛咳，损伤甲状旁腺导致低钙血症、淋巴管漏等（图4-3）。

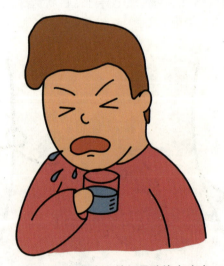

图4-3 损伤喉上神经导致饮水呛咳

4.1.1.2 单侧甲状腺腺叶+峡部切除

单侧甲状腺腺叶+峡部切除（图4-4），即切除有肿瘤那一侧的腺叶及连接左右腺叶的峡部组织，保留另一侧的正常甲状腺。

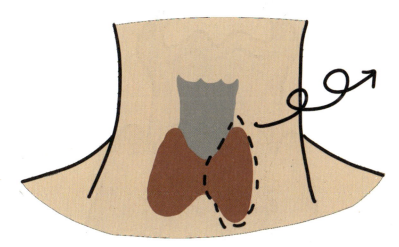

图 4-4 单侧甲状腺腺叶+峡部切除术

有以下特征时医生常常建议做单侧甲状腺腺叶+峡部切除：

(1) 术前术中没有发现淋巴结及远处转移。
(2) 肿瘤较小（直径小于 1 cm），且分布在一侧腺叶。
(3) 没有接触过射线。
(4) 近亲没有甲状腺肿瘤病史。

该手术的优点如下：

因为仅切除一侧甲状腺，切除范围小，所以手术难度较小，不容易损伤周围重要组织器官，并发症较少。

该手术的缺点如下：

(1) 复发风险较高。
(2) 较多残留甲状腺导致 RAI 治疗难度大。
(3) 不容易通过 Tg 监测有无复发。

4.1.1.3 甲状腺全切+切除受侵周围组织

对于通过术前的影像学检查或手术观察到肿瘤侵犯甲状腺外的周围组织（如肌肉、气管、喉返神经等）的甲状腺癌，除切除所有甲状腺组织外，也要将侵犯到周围组织的肿物一并切除（图 4-5）。如果这些重要的组织或器官大面积地受到侵犯，必要的时候建议切除一部分组织或器官。

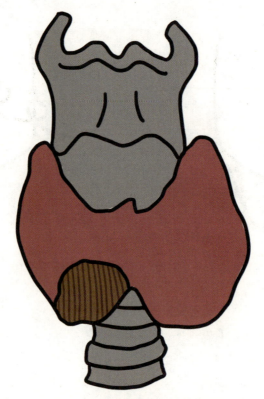

图4-5 肿瘤侵犯甲状腺外组织

4.1.2 淋巴结清扫

4.1.2.1 中央区淋巴结清扫

中央区淋巴结为甲状腺周围的淋巴结（位于Ⅵ区和Ⅶ区），是甲状腺癌转移的第一站。若手术中发现中央区淋巴结转移，则需要做治疗性的清扫，即切除明确转移的淋巴结；如果术前、术中均没有发现明确转移的淋巴结，但肿瘤的复发风险高或肿瘤为侵袭性亚型（如弥漫硬化亚型、高细胞亚型、柱状细胞亚型等）甲状腺乳头状癌，建议做预防性单/双侧淋巴结清扫。

4.1.2.2 侧颈区淋巴结清扫

侧颈区淋巴结（位于Ⅰ—Ⅴ区）离甲状腺组织较远。因为侧颈区淋巴结清扫难度较高,易发生并发症,创伤较大,恢复较慢,所以除非术前、术中发现侧颈区淋巴结转移,一般不常规做侧颈区淋巴结清扫。

4.2 甲状腺术后常见并发症

4.2.1 喉返神经损伤

喉返神经距离甲状腺很近,手术时容易导致单/双侧喉返神经损伤,引起声音嘶哑、喝水时呛咳,甚至呼吸困难等并发症。有的损伤可能是暂时性的,一段时间后会恢复正常;而有的损伤则是永久性的。

4.2.2 低钙血症

甲状旁腺紧贴在甲状腺背部,切除甲状腺时也容易损伤甲状旁腺,导致甲状旁腺功能减退或功能不足,引起低钙血症。手麻、脚麻、抽筋为低钙血症的表现(图4-6)。

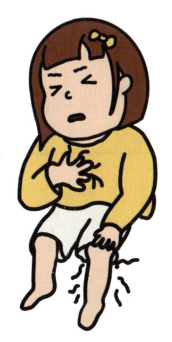

图4-6 损伤甲状旁腺引起的低钙血症

4.2.3 出血、感染

出血、感染是所有创伤性手术都有可能发生的并发症。在甲状腺癌的手术中，出血比感染更常见。体质较差、肥胖、糖尿病、高血压、吸烟的患者术后较容易出现出血、感染。

4.3 其他罕见并发症

其他罕见的并发症为淋巴漏、呼吸困难、肺栓塞等。虽然少见，但这些并发症一旦发生往往造成严重的后果。如果术后有呼吸困难、胸痛等症状，一定要马上告诉医生。

甲状腺手术的很多并发症都可以避免。那么，该如何避免这些并发症的发生？

首先，选择经验丰富的外科医生施行手术。医生可通过充分的术前评估，选择合适的手术方案，避免不必要的切除及损伤。有的医生还会选择在术中监测喉返神经和甲状旁腺，避免损伤它们。

其次，做好充分的术前管理。按照医生要求术前禁饮水。手术前要告知医生有没有其他基础疾病（包括糖尿病、高血压等），有没有服用其他的药物（尤其是利伐沙班、波立维等抗凝药物）。日常适量运动以增强体质，术前建立积极、乐观的心态，避免手术焦虑等。

最后，术后严格遵从医生交代的注意事项。适当活动脖子以促进机能恢复，避免举重物或剧烈运动，均衡饮食，不适时要及时告诉医生。

4.4 甲状腺外手术

分化型甲状腺癌是一种预后较好的癌症，即使有远处转移，生存期也较长。于分化型甲状腺癌而言，甲状腺全切/近全切是一种基本手术，对远处转移患者也适用。在合并远处转移的患者中，如果出现孤立性或压迫器官的病灶，进行甲状腺外手术是必要的。这样有利于减少瘤负荷，解除对重要器官的威胁，为 ^{131}I 治疗提供条件。

常见的甲状腺外手术有脊柱内固定和病灶切除术、肺楔形切除术、脑转移病灶切除术、胸骨或肋骨病灶切除术和纵隔淋巴结切除术。

参考文献

[1] 中华医学会核医学分会. ^{131}I治疗分化型甲状腺癌指南（2021版）[J]. 中华核医学与分子影像杂志, 2021, 41（4）: 218-241.

[2] DUREN M, YAVUZ N, BUKEY Y, et al. Impact of initial surgical treatment on survival of patients with differentiated thyroid cancer: experience of an endocrine surgery center in an iodine-deficient region [J]. World journal of surgery, 2000, 24（11）: 1290-1294.

[3] HAUGEN B R, ALEXANDER E K, BIBLE K C, et al. 2015 American Thyroid Association Management Guidelines for adult patients with thyroid nodules and differentiated thyroid cancer: the American Thyroid Association Guidelines Task force on thyroid nodules and differentiated thyroid cancer [J]. Thyroid, 2016, 26（1）: 1-133.

[4] JIN S, SUGITANI I. Narrative review of management of thyroid surgery complications [J]. Gland surgery, 2021, 10（3）: 1135-1146.

[5] KANDIL E, KRISHNAN B, NOURELDINE S I, et al. Hemithyroidectomy: a meta-analysis of postoperative need for hormone replacement and complications [J]. ORL journal oto-rhino-laryngology and its related specialties, 2013, 75（1）: 6-17.

（凌苑娜，欧阳伟）

第 5 章 神奇的 ^{131}I

5.1 ^{131}I 是术后首选的治疗手段

很多甲状腺癌患者在经历手术后,都会被医生告知需要再施行放射性碘（radioactive iodine, RAI）治疗（图 5-1）。他们可能会问："医生,您不是说我的手术做得很成功,肿瘤都切除干净了吗?为什么我还要做 ^{131}I 治疗?^{131}I 是什么?这个治疗有什么作用?会对人体产生危害吗?"

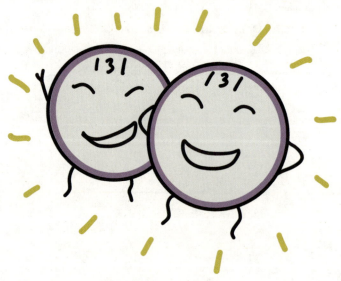

图 5-1　^{131}I 治疗

5.1.1　关于 RAI 治疗

RAI 治疗一般应用 ^{131}I 治疗,^{131}I 是碘的人工放射性同位素,其半衰期为 8.3 天（半衰期指放射性强度减少至原来 1/2 所需要的时间）。RAI 在衰变过程中释放 β 射线（占 99%）和 γ 射线（占 1%）。β 射线具有较强的电离辐射能力，能使细胞发生变性、坏死，可以破坏残余的甲状腺组织和肿瘤细胞。另外，β射线的射程很短，只有几毫米，对周围组织或器官的损伤很小。因此，该疗法被视为安全有效的治疗。

5.1.2 甲状腺癌术后患者需要进行 RAI 治疗

颈部的结构复杂。一般情况下，为了避免对甲状腺周围的神经组织、甲状旁腺、血管等结构带来伤害，医生不能把甲状腺组织完全切除干净。为了清除术后残留的甲状腺组织，也为了消除隐匿在残留甲状腺组织中的微小病灶，降低甲状腺残余部分的复发概率和降低肿瘤发生转移的可能性，医生会对患者进行 RAI 治疗。这又被称为清甲治疗或辅助清灶治疗。

残留甲状腺组织被完全消除后，体内无 Tg 的正常来源，这有利于通过检测血清 Tg 水平的变化，对甲状腺癌的复发或转移进行诊断。

还有一部分患者的甲状腺癌被发现得较晚，已经局部侵犯周围组织，或者转移至远处，或者手术后再次复发，而外科手术不能完全将病灶切除。为了进一步清除术后残留或转移的病灶，医生需要对患者进行 RAI 治疗。这被称为清灶治疗。

5.1.3 可以进行 RAI 治疗的患者

并非所有甲状腺癌患者均能进行 RAI 治疗。只有具有较好的摄碘功能的甲状腺组织和甲状腺癌转移病灶的患者才能进行 RAI 治疗。

碘是合成甲状腺激素的物质之一。甲状腺细胞可通过钠/碘共同转运体（Na^+/I^+ symporter，NIS）克服电化学梯度，从血循环中浓聚 ^{131}I。分化型甲状腺癌肿瘤细胞的功能与甲状腺细胞的非常相似，其能模拟甲状腺细胞浓聚 ^{131}I。因此，利用这一特点，用 RAI 治疗分化型甲状腺癌转移灶。但是，甲状腺未分化癌和髓样癌的肿瘤细胞不能摄取 RAI，对这部分患者进行 RAI 治疗的疗效欠佳或无效，因此，不推荐这部分患者进行 RAI 治疗。

低分化甲状腺癌患者的摄碘能力较弱，可尝试进行 RAI 治疗，但一般治疗效果不佳。

此外，分化型甲状腺癌经多次 RAI 治疗后可能失去摄碘能力，转变为碘难治性的分化型甲状腺癌。这类患者的 RAI 治疗获益少，可尝试转用靶向治疗。

5.1.4 分化型甲状腺癌患者经手术后才能进行 RAI 治疗

虽然分化型甲状腺癌的肿瘤细胞与甲状腺细胞均能浓聚^{131}I，但其浓聚能力远远不如正常甲状腺细胞的。若甲状腺癌患者的甲状腺没有被完全切除，残留的正常甲状腺细胞将会摄取全部的^{131}I，肿瘤细胞无法获得^{131}I，就无法发挥^{131}I 清除癌灶的作用。因此，只有甲状腺完全被切除或残留较少正常甲状腺组织，分化型甲状腺癌患者接受 RAI 治疗才能最大获益。

5.1.5 不适合进行 RAI 治疗的分化型甲状腺癌患者

RAI 具有辐射性。不建议两类患者（处于妊娠期或哺乳期且不愿终止的妇女，以及 6 个月内有妊娠计划者）做 RAI 治疗。

5.1.6 建议进行 RAI 治疗的分化型甲状腺癌患者

分化型甲状腺癌患者若存在以下 1 种或多种情况，建议该患者进行 RAI 治疗：

（1）肿瘤较大或肿瘤大范围地侵犯周围的组织。

（2）癌灶有肉眼可见的甲状腺外浸润，如侵犯喉返神经、肌肉或气管等。

（3）甲状腺癌全切术后，颈部淋巴结转移个数较多或转移病灶较大者。

（4）有远处转移，如肺、骨、脑等转移。

5.2 RAI 治疗的注意事项

5.2.1 RAI 治疗前需要停服左甲状腺素钠片

为保证 RAI 的最佳疗效，RAI 治疗前的一个必要准备是：患者停服左甲状腺素钠片或甲状腺片 3 周以上，以使促甲状腺激素（thyroid stimulating hormone，TSH）水平升高至 30 mU/L 以上（TSH 水平不能达到 30 mU/L 的特殊患者，停服左甲状腺素钠片 4 周以上也可以进行治疗），或者使用人工重组 TSH 使 TSH 水平升高至 30 mU/L 以上（仅针对进行过清甲治疗的患者）。

大剂量 ^{131}I 治疗需要在特殊防护病房中进行，通常床位供少于求。患者停服左甲状腺素钠片或甲状腺片后处于甲状腺功能减低状态，会出现一些不适反应，而且 TSH 水平升高后可能会刺激病灶生长，因此，患者不能随意自行停药，需要和医生确定好床位，按计划停服以减少不适反应和避免病情加重。

此外，医生在给患者安排床位前，必须确定患者颈部术区瘢痕已愈合，并且无流水流液、红肿等感染征象。

5.2.2 RAI 治疗前后分化型甲状腺癌患者需要禁碘饮食

为保证 RAI 治疗的最佳疗效，RAI 治疗前的另一个必要准备是：患者在治疗前需要"禁碘饮食或低碘饮食"，以尽量降低体内碘含量，避免体内稳定碘与 ^{131}I 发生竞争，影响治疗效果。

禁碘饮食期间是很多患者的痛苦阶段。在此期间患者需要食用无碘盐，禁食高碘食物（如海带、紫菜、鱼虾类海产品等），避免摄食含碘或影响碘摄取的药物（如胺碘酮、含碘维生素、碘附等），治疗前 1～2 个月避免注射含碘造影剂。在进行 RAI 治疗前，医生会根据患者尿碘及 TSH 水平判断是否到了 RAI 治疗时机。

需要注意的是，大剂量 RAI 治疗后仍须禁碘饮食 2 周。2 周后患者可恢复正常饮食。

部分患者错误地认为：患了甲状腺癌，以后都不能摄入含碘食物。这种观点是错误的。禁碘饮食只需要在进行 RAI 治疗前后 2～4 周进行。长时间禁碘饮食会导致营养摄入不均衡，免疫力下降，反而有损身体健康，不利于身体抵抗疾病。

5.2.3 进行 RAI 治疗前的常规检查

RAI 治疗前的常规检查能够帮助医生了解患者术后残留的甲状腺组织情况和转移癌灶，排除禁忌证。RAI 治疗前常规检查项目包括：①进行诊断性甲状腺癌转移全身显像（^{131}I 诊断性全身显像）、甲状腺及颈部超声检查、胸部 CT、甲状腺静态显像等；②检测血清 Tg、甲状腺球蛋白抗体（thyroglobulin antibody，TgAb）、甲功三项、血常规、电解质、血生化等化验指标；③育龄期妇女须检测人绒毛膜促性腺激素水平以排除怀孕情况；④声音嘶哑患者须行电子喉镜以判断声带情况；⑤医生根据不同患者情况认为必须做的其他检验检查。

5.2.4 进行 RAI 治疗时的注意事项

131 碘化钠口服液是一种无色无味的液体，俗称"碘药水"。为保证^{131}I 的充分吸收，患者需要先禁食 2～4 h。口服 131 碘化钠口服液后，患者还需要继续禁饮食 2 h。

^{131}I 通过口服在胃和小肠被吸收，因此，部分患者会出现恶心、反胃、呕吐等胃肠道不良反应。虽然出现这种不良反应的概率较小，但既往有胃病的患者还是需要多加注意，可以在服用 131 碘化钠口服液前后服用护胃、促胃动力药物，同时，多饮温水以促进多余的药物排出，但一定要量力而行，否则会适得其反。此外，患者需要每天摄入足够的纤维类食物以保证大便通畅。这些措施均有助于多余的^{131}I 尽早从体内排出，以降低辐射对胃肠道的影响。

唾液腺能生理性地摄取^{131}I，导致其分泌唾液的功能受损。唾液具有消化食物、杀菌、湿润口腔等作用。为保护唾液腺，患者可以含服酸性物质（如维生素 C、柠檬片、柠檬糖等），也可以咀嚼口香糖，还可以进行局部热敷按摩唾液腺，促进^{131}I 的排出。

5.2.5 RAI 治疗后的注意事项

首先，经 RAI 治疗出院后，医生会告知患者开始服用左甲状腺素片（或甲状腺片），一般逐渐加量至停药前稳定量，心血管疾患者和老年患者尤其适用。

其次，患者一般服用左甲状腺素钠片 4～6 周后，需要返回医院复查，目的是调整药物的用量，并监测 RAI 治疗的不良反应。关于后续的复查时间，需要医生根据患者的不同情况安排随访。

最后，患者还需要注意辐射防护。一般口服 131 碘化钠口服液 2～3 天后，大部分体内多余的^{131}I 会被排出，可以达到国家规定的出院标准，患者对其他人群也不会造成身体损害。但为了减少对辐射缺乏了解或有心理疾患的人群的恐慌,患者需要尽量减少社会活动,避免长时间、近距离接触他人,尤其是孕妇和小孩。

5.3 RAI 治疗的不良反应

进行 RAI 治疗前,医生与甲状腺癌患者沟通并让该患者准备签署知情同意书,知情同意书上罗列的不良反应的发生率各不相同,严重不良反应的发生率极低。总体而言,RAI 治疗是成熟且安全的,做好治疗前评估与预防,并及早对症处理,就能有效降低不良反应的发生及危害。

RAI 治疗的不良反应如下。

5.3.1 放射性甲状腺炎

放射性甲状腺炎发生率为 10%~20%。通常在 RAI 治疗后 1 周左右出现,主要症状是颈部轻度疼痛和肿胀,会逐渐消退。残留甲状腺较多的患者的症状较重,极少数患者出现持续严重疼痛、喉头水肿。绝大多数患者经激素治疗后明显好转。临床上,术后残留多少甲状腺组织取决于甲状腺外科医师的技术和理念。

5.3.2 胃肠道不良反应

胃肠道不良反应是 RAI 治疗最为常见的不良反应,常出现在口服 131 碘化钠口服液 4~6 h 后,症状为恶心、呕吐、消化不良、食欲减退、腹胀等,多见于年轻女性和儿童,常持续 1~2 天后自行缓解。对于症状较轻者,少食多餐,清淡饮食后即可缓解症状。对于症状较重者,应限制固体食物,给予流质,必要时可以静脉补液。一般给予止吐药效果不佳。

5.3.3 血液系统不良反应

血液系统不良反应的主要症状为白细胞降低,多为轻度降低。在治疗前,少数患者可有血小板降低。医生会更谨慎评估经多次大剂量治疗、有广泛骨转移、治疗前已有造血功能减低患者及老年患者。患者要注意休息,防寒保暖,防止感冒,并及时复查以配合治疗。

5.3.4 生殖系统不良反应

目前尚无研究结果证明 RAI 治疗增加不育、流产或子代畸形发育不良等风险。预防生殖系统不良反应的处理措施有：①适量多饮水，增加排尿次数，保持大便通畅；②治疗后的 6 个月内，男性患者和女性患者均应注意避孕。

5.3.5 唾液腺损伤、味觉异常和口腔黏膜炎

唾液腺损伤是一种较常见的不良反应。一般而言，唾液腺损伤与 RAI 治疗剂量、治疗次数相关。因此，正确地选择 RAI 的剂量有助于减少唾液腺损伤。处理措施有：治疗后适量多饮水，含服酸性物质，局部热敷、按摩唾液腺。一般味觉功能减退及口腔黏膜炎的持续时间短，盐水漱口、戒烟后可改善。

5.3.6 泪腺损伤

泪腺损伤的主要表现为流泪、畏光或眼干，症状常较轻微，多可自行缓解。处理措施有：①局部使用眼药水；②口服激素类药物。

5.3.7 放射性肺炎和肺纤维化

肿瘤已有广泛肺转移或经多次 RAI 治疗的患者，有一定的放射性肺炎和肺纤维化发生风险。虽然这是最严重的不良反应，但发生率极低。医生会控制 RAI 治疗单次及累积治疗剂量，治疗后应用激素以尽量避免不良反应的发生。肺部感染时应用抗生素治疗，并结合吸氧、抗纤维化等专科综合治疗。

以上是 RAI 治疗较常见的不良反应。早发现，早治疗；有不适，勤复查。幸福生活千万种，早日康复不是梦！

5.4 RAI 治疗后辐射防护及管理

RAI 治疗后辐射防护及管理小故事如下。

一天，钟表指针跃至 8:00，一位年轻女患者急匆匆地闯入核医学科门

诊室。还未坐下,她便像机关枪一样连续不停地发问。

年轻女患者:"医生,医生,做了治疗后是不是就要隔离?马上就要过年了,我怎么跟家人交代?还有,我住院的时候需要准备什么?"

医生:"女士,您先不要着急。来,先坐下,慢慢地把您的问题理清楚,我们一起解决!"

年轻女患者:"唉……是这样的,我上个月做了甲状腺切除手术,明天就要来你们医院喝'碘药水'。但是最近几天我在网上搜索了一下,结果提示喝了'碘药水'就要隔离。马上就要过年了,我可不可以不喝?"

医生:"给您预约使用 RAI 治疗是综合评估您目前的肿瘤指标及各方面情况才做的决定,做这个治疗对您很有必要。治疗后不需要隔离,但是要注意辐射防护,不必过分担心!"

年轻女患者:"我需要怎么做?"

医生:"RAI 治疗在治疗过程中会发出 γ 射线,该射线对周围的环境及人员可造成一定的外照射,因此,我们需要住院以隔离治疗。但您无须过于担心。我国颁布的《临床核医学的患者防护与质量控制规范》(GB 16361—2012) 规定,患者体内的辐射要低于 400 MBq 才能出院。这意味着当您出院的时候,您对周围环境及人员的辐射在可控制范围内。接下来我教您几个出院后辐射防护的小妙招。

"第一,当您经 RAI 治疗结束出院的时候,您需要与身边的人(无论是成年人还是孕妇、儿童)都要保持一定的距离(建议保持至少 2 m 的距离)。具体时间可根据您服用的 131 碘化钠口服液的剂量和体内辐射量而定,一般是 2～4 周。随着时间推移,辐射越来越少。

"第二,传递东西、从您身边经过或简短的聊天等短暂的接触是允许的。

"第三,虽然您可能是一个不喜欢独处的人,但这段时间为了家人和朋友的健康,您需要一个人休息啦!"

年轻女患者："针对辐射，我住院期间要准备什么？"

医生："为了加快放射性药物的代谢，您可以在住院期间适量地多饮水，加快药物的排出。研究结果表明，口服131碘化钠口服液后80%～90%的活度通过尿液、粪便、汗液等分泌物排出。因此，住院期间要勤洗手，勤更换衣物。当然，您也不用担心您住院期间的物品会在出院后继续给您带来辐射。只要您清洗干净，这些物品可以继续使用。"

RAI治疗是目前临床上治疗分化型甲状腺癌最常见的治疗手段。虽然它的"出生地"在核医学科，很多患者会不由自主地害怕而讳疾忌医，甚至一些患者进行RAI治疗后不知道如何进行辐射防护而产生焦虑的情绪，但只要患者经治疗后采取上述措施，他们的正常生活几乎不会受到RAI治疗的影响。

5.5 RAI治疗后生育时机及注意事项

 核医学科医生致备孕的男性、女性的一封信，内容如下。

备孕的男性、女性：

你们好！我谨代表所有核医学科的医生们祝福你们在不久的将来都拥有健健康康的宝宝。甲状腺手术后至RAI治疗这段时期是一个不容易的过程，我很敬佩你们，同时也理解你们对新生命的向往。备孕期间你们可能有很多疑惑，请允许我向你们解释这些常见的疑惑。

第一个问题（可能是你们最关心的问题）：经RAI治疗后什么时间才能开始备孕？

虽然RAI治疗的留置时间短，甲状腺外组织^{131}I的分布不多。但由于生殖系统的敏感度高，生殖系统对因衰变而释放的β射线及γ射线反应灵敏。这些射线在一定程度上会损伤卵巢或睾丸的功能，而且常常需要数月才可稳定甲状腺激素水平的波动。目前，国内的指南提到，RAI只是暂时性地影响生殖系统，生殖系统可以自行恢复，女性患者经RAI治疗后6～12个月避免妊娠，男性经RAI治疗后6个月内避免生育。因此，建议你们接受 RAI 治疗后至少 6 个月采取避孕措施。

第二个问题：进行 RAI 治疗会不会影响宝宝的生长发育？

答案是不会的。在目前国内外的研究中，我们尚未发现经 RAI 治疗的分化型甲状腺癌患者和甲亢患者的后代因其父母 RAI 治疗而发生先天性异常的案例。但是，分化型甲状腺癌会有一定的概率遗传给下一代。不过你们不必过度担心，这常常是多基因影响的结果，发生的概率相对较低。

第三个问题（也是你们常到核医学科咨询的）：为什么备孕期间需要调整左甲状腺素钠片的用量，这会不会对胎儿产生影响？

无论是备孕的男性，还是备孕的女性，备孕期间一定要来核医学科检查甲状腺功能情况。甲状腺素的增加或减少都会对胎儿造成一定的影响，这就要求你们到核医学科调整左甲状腺素钠片的用量。大量的研究结果提示，甲状腺素钠片可以更好地给母体补充甲状腺素，而且不会传递给胎儿。

希望上述对三个问题的解答可以给在备孕路上迷茫的你们点亮指路灯，也希望你们最终能达成心愿！

参考文献

［1］廖梓宏. 甲癌术后又喝了 ^{131}I，我还能生育吗？［J］. 药学周刊，2021，30（3）：64.

［2］中华医学会核医学分会. ^{131}I 治疗分化型甲状腺癌指南（2021 版）［J］. 中华核医学与分子影像杂志，2021，41（4）：218-241.

［3］HAUGEN B R, ALEXANDER E K, BIBLE K C, et al. 2015 American Thyroid Association Management Guidelines for adult patients with thyroid nodules and differentiated thyroid cancer: the American Thyroid Association Guidelines task force on thyroid nodules and differentiated thyroid cancer［J］. Thyroid, 2016, 26（1）：1-133.

［4］YI W, BO H K, KIM M, et al. Short-term bone marrow suppression in differentiated thyroid cancer patients after radioactive iodine treatment［J］. Endocrine journal, 2020, 67（12）：1193-1198.

（吴菊清，程思源）

第6章 小身板、大作用的药丸

6.1 TSH抑制治疗

6.1.1 什么是TSH抑制治疗

TSH是大脑的垂体器官分泌的一种激素，可促进甲状腺细胞生长，使其合成分泌甲状腺激素（图6-1）。分化型甲状腺癌的肿瘤细胞也保留甲状腺细胞的功能，也会被TSH促进生长，从而导致肿瘤进展、复发、转

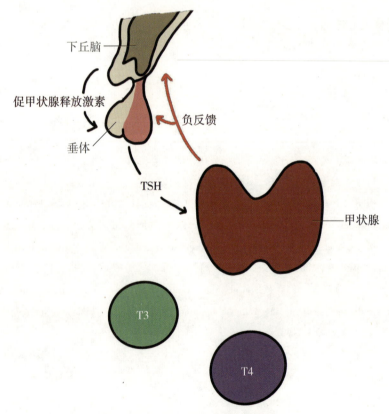

图6-1 TSH促进甲状腺细胞生长

移及免疫逃逸。因此，为了抑制潜在甲状腺肿瘤细胞生长，患者需要服用甲状腺激素以将 TSH 水平抑制在正常范围的低限或低限以下，这就是 TSH 抑制治疗。研究者发现，当高危复发组的 TSH 水平抑制至 0.1 mU/L 以下，低危复发组的 TSH 水平抑制至 0.1～0.5 mU/L 时，肿瘤复发、转移速度显著降低，总体预后显著改善。

因此，为了避免肿瘤细胞被促进增长，大脑需要得到身体内甲状腺激素已经足量，甚至过量，TSH 分泌应迅速减少的信息，从而达到抑制肿瘤细胞生长的目的。那么，在日常生活中如何实现这个小目标？

6.1.2 临床上常用的 TSH 抑制药物

目前，临床上，TSH 抑制治疗用药首选左甲状腺素钠片（图 6-2）。因为左甲状腺素钠片所含的左甲状腺素与甲状腺自然分泌的 T4 相似，所以左甲状腺素钠片抑制 TSH 的作用较稳定。左甲状腺素钠片不仅可以补充甲状腺切除手术后造成的甲状腺激素缺乏，还可以抑制分化型甲状腺癌肿瘤细胞的生长。

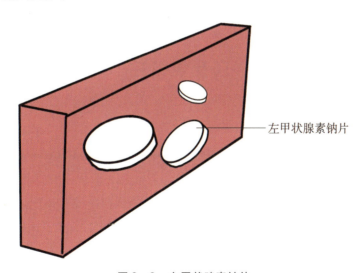

图 6-2　左甲状腺素钠片

左甲状腺素钠片有较长的半衰期（约为 7 天），故每天只需要服用 1 次便能获得稳定的血药浓度。它的吸收部位主要在小肠，与食物同服可能会影响吸收，因此，空腹状态下服用的效果最好。一般推荐在早餐前

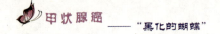

30～60 min 空腹顿服。

漏服了怎么办？左甲状腺素钠片在人体里的平均半衰期为 7 天，故偶尔漏服 1 次，对甲状腺功能的影响不大，但不能因此而长期忘记服药。如果偶有漏服，可以当天及时补服；反之，如果已经到了次日，则不必再补服。

抽血复查当天能不能吃药？一般而言，复查当天服用左甲状腺素钠片对患者的本次检查结果没有太大影响，但部分患者服用左甲状腺素钠片后会出现游离甲状腺素（free thyroxine，FT4）指标轻度增高的现象。若遇到这种患者，看到结果后追问病史时往往都会发现他们在抽血前服用过左甲状腺素钠片。但医生调整药量时主要以 TSH 水平为主要依据，故叮嘱患者下次复查前不要服用左甲状腺素钠片。因此，结合以上观点，建议患者在复查当天抽血前不要服用左甲状腺素钠片。

患者在怀孕期间不需要停药，因甲状腺激素不仅能补充孕母体内缺乏的甲状腺激素，还是胎儿生长发育过程中必需的激素，尤其是参与胎儿神经系统的发育。因此，长期服用左甲状腺素钠片的准妈妈，在孕期也要按时服药，同时须定期复查以便医生及时调整剂量。

6.2 时机要抓准，药量要把控

6.2.1 TSH 抑制治疗的时机

一般 TSH 抑制治疗阶段分为初治期（术后 1 年内）和随访期（初治期后至 5～10 年）。为争取患者的最大生存获益，医生一般应在分化型甲状腺癌术后立即开始 TSH 抑制，或者在 ^{131}I 诊断扫描后、RAI 治疗后及时进行 TSH 抑制治疗，避免分化型甲状腺癌术后早期复发。

6.2.2 TSH 抑制治疗的目标

TSH 抑制治疗的最佳目标值应保证既能降低分化型甲状腺癌肿瘤的复发、转移和相关死亡率，又能避免因剂量过多而发生医源性亚临床甲状腺功能亢进。

对于处于术后初治期（术后 1 年内）的患者，医生会结合患者手术情况，根据分化型甲状腺癌的复发风险度分层判断患者处于哪个层次（低危、中危或高危层次），再根据不同的标准将患者的 TSH 水平控制在合适范围。

对于处于随访期（初治期后至 5～10 年）的患者，医生结合患者随访期间的检查、检测结果（如颈部超声检查、胸部 CT、全身碘扫描、PET-CT、Tg 水平检测、TgAb 水平检测、TSH 水平检测等），根据 2015 版美国甲状腺协会（American Thyroid Association，ATA）相关指南中治疗反应分层来评估患者术后和（或）经 RAI 治疗后的疗效处于哪个层次，再根据不同的标准将患者的 TSH 水平控制在合适范围。

参考文献

[1] 赵咏桔. 分化型甲状腺癌的个体化 TSH 抑制治疗：双风险评估治疗目标 [J]. 外科理论与实践, 2014, 19（3）：208-213.

[2] 中华医学会核医学分会. ^{131}I 治疗分化型甲状腺癌指南（2021 版）[J]. 中华核医学与分子影像杂志, 2021, 41（4）：218-241.

[3] WU Z, XI Z, XIAO Y, et al. TSH-TSHR axis promotes tumor immune evasion [J]. Journal for immunotherapy cancer, 2022, 10（1）：e004049.

（潘丽勤，欧阳伟）

第7章 最后的法宝——靶向治疗和外放疗

7.1 精准治疗——分子靶向治疗

关于精准治疗——分子靶向治疗的小故事如下。

隔壁邻居王大娘曾于30多年前在县医院被确诊患了甲状腺癌，但是经过系统、规范的治疗后，现在她的健康状态良好，每天都要出门跳"广场舞"。而住在另一个小区的沈大爷于8年前被确诊患了甲状腺癌后，短短几年后就病亡。同样是甲状腺癌，为什么王大娘和沈大爷的预后相差这么大？

甲状腺癌有着自身惰性，加上手术治疗、RAI治疗和TSH抑制治疗等规范治疗，多数患者预后良好。但是也有部分患者的甲状腺癌属于无法手术的局部晚期或放射性RAI难治性分化型甲状腺癌，此类患者预后通常较差，十年生存率低至20%。

针对沈大爷这种情况，该如何治疗？甲状腺癌治疗的有力法宝——分子靶向治疗或许可以采用。

甲状腺癌分子靶向治疗，顾名思义，携带杀死肿瘤细胞药物的"箭"，以肿瘤细胞为靶子，精准地射向靶标，从而导致肿瘤细胞死亡的一种"生物导弹"式的治疗方法。

在过去20多年中，一系列新型分子靶向药物被陆续研发出来，进而开启甲状腺癌的分子靶向治疗新时代。目前，国内已经批准上市的针对RAI难治性分化型甲状腺癌的靶向药物有3种：索拉非尼（sorafenib）、乐伐替尼（lenvatinib）和安乐替尼（anlotinib）。这些药物的主要适应人群为进展的局部晚期或转移性的RAI难治性分化型甲状腺癌患者（图7-1）。最常见的不良反应是手足皮肤反应、腹泻、脱发和血压升高等（图7-2）。其中，手足皮肤反应主要表现为双手、双脚出现斑块状的红肿、疼痛、硬痂、脱皮等，严重者可能出现水泡、溃疡。分子靶向治疗不良反应的发生率较高，因此，患者应在专科医师的指导下服药，定期复查,不能自行停药或减量。

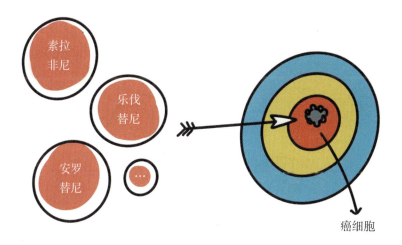

图 7-1 靶向药物治疗

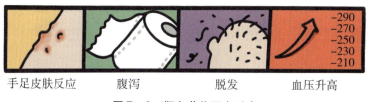

手足皮肤反应　　腹泻　　　脱发　　　血压升高

图 7-2 靶向药物不良反应

7.2 有的放矢——外放疗

如果手术、RAI 治疗及靶向治疗都不是甲状腺癌的最佳治疗方案,我们还有最后一样法宝——外放疗(图 7-3)。

外放疗是应用于各种肿瘤治疗的有力武器,同样适用于甲状腺癌。这种治疗需要利用一个特殊装置。这个装置像太阳一样发出具有强大能量的"光"——射线。当然,我们需要事先在电脑中画好肿瘤的区域,尽量避开那些正常的组织,减少不良反应的发生。如此,这种特殊的"光"就会乖乖地聚集在肿瘤细胞处,杀死肿瘤细胞,从而达到治疗效果。因此,对于肿瘤比较大,压迫血管、呼吸道、消化道或中枢神经等邻近组织且无法手术或手术难度较大的患者，可通过外放疗这个手段，缩小肿瘤体积，减轻对周围组织的压迫，从而为再次手术提供机会。这就是外放疗的本领！

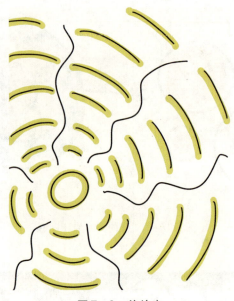

图7-3 外放疗

是不是所有的甲状腺癌患者都适合采用外放疗治疗？答案是否定的。外放疗发出的"光"虽然可以尽量聚集在肿瘤细胞处，但是还会有一些调皮的"光"跑向周边正常的组织，使正常组织受损，因此，医生需要评估患者做外放疗的获益情况才能做出正确判断。

此外，还有一种近距离放射治疗方法——将 ^{125}I 粒子植入病灶，通过 ^{125}I 发出的射线持续地杀死肿瘤细胞。这种方法对周围组织或器官的损伤很小。

参考文献

[1] 陈立波，丁勇，关海霞，等. 中国临床肿瘤学会（CSCO）持续/复发及转移性分化型甲状腺癌诊疗指南：2019［J］. 肿瘤预防与治疗，2019，32（12）：1051-1079.

[2] FILETTI S, DURANTE C, HARTL D, et al. Thyroid cancer：ESMO Clinical Practice Guidelines for diagnosis, treatment and follow-up［J］. Annals oncology, 2019, 30

(12): 1856-1883.

[3] HAUGEN B R, ALEXANDER E K, BIBLE K C, et al. 2015 American Thyroid Association Management Guidelines for adult patients with thyroid nodules and differentiated thyroid cancer: the American Thyroid Association Guidelines Task force on thyroid nodules and differentiated thyroid cancer [J]. Thyroid, 2016, 26 (1): 1-133.

[4] KIESS A P, AGRAWAL N, BRIERLEY J D, et al. External-beam radiotherapy for differentiated thyroid cancer locoregional control: a statement of the American Head and Neck Society [J]. Head neck, 2016, 38 (4): 493-498.

[5] ROMESSER P B, SHERMAN E J, SHAHA A R, et al. External beam radiotherapy with or without concurrent chemotherapy in advanced or recurrent non-anaplastic non-medullary thyroid cancer [J]. Journal of surgical oncology, 2014, 110 (4): 375-382.

（王静，欧阳伟）

第8章 病情 "晴雨表"

8.1 血清标志物

检测血液中的甲状腺癌相关血清标志物，是监测甲状腺癌病情的简便易行方法。在众多检测项目里，需要重点关注的是与甲状腺癌密切相关的血清标志物，如 Tg 和降钙素（calcitonin），它们分别是分化型甲状腺癌和甲状腺髓样癌的血清标志物。

Tg 是甲状腺滤泡上皮细胞分泌的一种特异性蛋白，正常的甲状腺组织和分化型甲状腺肿瘤细胞是其唯一来源。对于非甲状腺全部切除的患者，由于残留的正常甲状腺组织会分泌 Tg，血清 Tg 水平并不能准确反映疾病状态。理论上，经甲状腺全部切除或 RAI 治疗清除残余甲状腺后，血清 Tg 难以被检测到或处于极低水平。经过治疗后，如果在血清中仍能检测到 Tg，这往往提示病灶残留、复发或转移，其水平高低与肿瘤负荷呈正相关。这是监测病情的一项特异性指标。

另外，Tg 水平会受其抗体——TgAb 的影响。如果患者体内 TgAb 水平增高，会导致 Tg 值被低估。25%～30% 的分化型甲状腺癌患者在首次就诊时出现 TgAb 阳性结果。因此，患者需要同时检测血清 Tg 和 TgAb，以实现精准评估。评估血清 Tg 有两种方法，一种是检测基础状态下的 Tg（规律服用甲状腺素后测定），另一种是检测 TSH 刺激后的 Tg（停用甲状腺素 3～4 周后或应用重组 TSH 后测定）。TSH 可促进肿瘤细胞分泌 Tg，因此，刺激状态的 Tg 水平一般高于基础状态的 Tg 水平。理想状态下，刺激状态下的 Tg 水平应小于 1 μg/L，而抑制状态下应小于 0.2 μg/L。

降钙素由甲状腺滤泡旁细胞分泌，是调节体内血钙、血磷水平的一种激素，也是甲状腺髓样癌敏感而特异的标志物。血清降钙素可反映肿瘤负荷，其血清水平与肿瘤原发灶和转移灶呈正相关。癌胚抗原（carcinoembryonic antigen，CEA）与部分患者的诊断和进展相关，因此，需要同时检测 CEA 和降钙素。降钙素与 CEA 是甲状腺髓样癌鉴别诊断、判断手术疗效和复发的重要指标。

8.2 影像学检查

8.2.1 简便、快捷的超声检查

集简便、快捷、经济、安全等于一身的"小超人"——超声检查，在甲状腺癌诊断、术后复发或转移、超声引导下穿刺活检等方面具有其他检查无法比拟的优势。超声检查通过探头向人体发出超声波，到达各个组织和器官表面并产生回波信号，然后根据收集信号的强弱、回波时间的长短，形成人体组织结构图像检查，同时，还能反映病变血流情况。

（1）"超能力"1：甲状腺癌诊断。超声诊断甲状腺癌的准确率可达80%～90%，是诊断甲状腺结节良恶性的重要影像学手段。若甲状腺结节具有以下超声特征越多，"蝴蝶黑化"的可能性越高：①不规则边缘（如具有小分叶、毛刺或呈浸润性）；②微钙化；③纵横比小于1；④边缘钙化区中断；⑤甲状腺被膜外侵犯。

（2）"超能力"2：术后复发或转移监测。甲状腺癌术后复发转移率达30%以上，且复发转移主要发生于颈部淋巴结与甲状腺手术区。根据病情，每间隔3～12个月患者须复查颈部超声。超声是甲状腺癌术后随访、判断复发的主要检查方法。若术后甲状腺区具有边界不清且血流丰富的低回声结构，须高度警惕"黑化蝴蝶"的再次归来——复发。同时，需要注意识别"黑化蝴蝶"的同伙——转移淋巴结，它通常具有以下特点：①长短径之比多小于1.5；②呈低回声，部分内部回声不均匀；③部位多位于颈部Ⅲ区、Ⅳ区、Ⅵ区；④表现为囊性或伴微钙化，血供丰富；⑤晚期出现同侧颈内静脉及颈动脉、气管受累或与颈前肌粘连。注意区别的是，当有感冒、咽炎、口腔炎症等时，颈部淋巴结也会明显增大并可能伴有疼痛，这种属于炎性反应性淋巴结，多发生在颈部Ⅰ区、Ⅱ区、Ⅴ区。

（3）"超能力"3：超声引导下甲状腺结节或淋巴结穿刺。对于具有恶性特征的甲状腺结节或淋巴结，可以运用这个小超人的撒手锏——细针穿刺活检。这是唯一可以明确甲状腺结节或淋巴结良恶性的非手术方法。它是一种微创、安全、成熟的诊断技术，而且并发症发生率很低。操作过

程中不需要进行麻醉,整个过程大概仅需要 20 min,穿刺后贴上创可贴即可,术后一般不需要服用止痛药,也不影响患者的日常生活。虽然部分患者在穿刺后颈部会出现瘀斑或肿胀,并伴有不同程度的压痛,但是通常不需要特殊处理,可自行恢复。

8.2.2 直观的 CT 和 MR

CT 和 MR 可以很直观地显示身体各个器官的结构,可有效评估甲状腺病灶或转移淋巴结的大小、范围、有无外侵、与周围组织的关系等,因此,既可用于甲状腺癌术前评估(有助于制定手术切除的范围及方式),又可用于甲状腺癌术后评估(如评估术后是否有甲状腺残留及淋巴结转移等)。CT 和 MR 是为医生提供关键信息的"大侦探"。

但是,CT 和 MR 各有其优缺点,因此,医生会根据不同患者或不同时机选择颈部 CT 或 MR。必要时,可以联合应用这 2 种检查方法,以有效弥补两者各自的不足,提高诊断效能。

CT 和 MR 均可提供淋巴结大小、短长径比值、形态,可疑转移淋巴数量和部位等信息。MR 可以多参数成像,提供的信息更丰富,提供的淋巴结的形态及其与周围组织的关系信息比 CT 的更清晰。CT 由于可以达到薄层扫描,相对于 MR,可以更全面地反映淋巴结的情况,医生不容易忽略一些小淋巴结或细小结构。

另外,CT 软组织的分辨率及参数种类不及 MR 的,因此,其判断肿物及淋巴结内部特征的能力不及 MR 的。同时,颈部 CT 用的造影剂为碘剂,在一定程度上会对甲状腺癌病情及相关评估检查结果造成影响,这限制其使用的时机。

然而,MR 的价格高、扫描时间长、扫描参数多,对扫描技师的要求高。MR 在甲状腺癌转移淋巴结诊断中的应用经验较 CT 的少,可能出现主观因素的影响。同时,MR 扫描不能像 CT 那样可以进行薄层扫描,也不能像 CT 那样相对连续地提供同一个淋巴结的信息,这使医生容易忽略一些小淋巴结或其细小结构。

8.2.3 先进、全面的 PET-CT

"高大上"、先进、全面的"查癌神器"——PET-CT(图 8-1),让癌无处可遁！PET-CT 最常用的显像剂是 18F-氟脱氧葡萄糖，其工作原理可简单理解为恶性肿瘤细胞的摄糖的能力比正常细胞的强。因此，根据摄糖能力可以判断肿瘤是良性的还是恶性的，或者判断恶性程度。因为 PET-CT 显像的价格昂贵，所以这个"查癌神器"一般不轻易"出马"——对于分化好的分化型甲状腺癌，常规地不进行 PET-CT。一旦"查癌神器"出马，意味着病情不简单——"查癌神器"对低分化、高度恶性肿瘤的敏感性好，如甲状腺未分化癌、髓样癌、RAI 难治性分化型甲状腺癌等。同时，PET-CT 在甲状腺癌术后复发、转移灶的检测及治疗方案的制定等可发挥一定作用，填补 ^{131}I 全身显像的不足，对探测甲状腺癌的微小转移灶方面也有优势；而且，若 PET-CT 显像检测到阳性病灶，常常提示病灶不摄取 RAI，其放射性碘治疗效果差，往往需要手术或分子靶向综合治疗，这可为制订下一步方案提供依据。

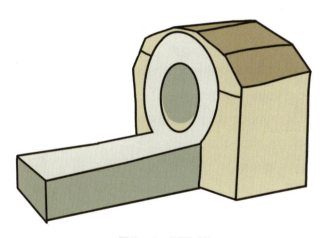

图 8-1　PET-CT

对于分化型甲状腺癌患者，什么时候需要请 PET-CT"出马"？通常下列情况需要进行 PET-CT 检测：①进行大剂量 RAI 治疗前，诊断性 ^{131}I 全身显像结果呈阴性，血清刺激性 Tg 水平大于 15 μg/L 或 TgAb 大于 500 kIU/L；②已行 ^{131}I 治疗，全身 ^{131}I 显像结果呈阴性，刺激性 Tg 水平大于 10 μg/L 或 TgAb 大于 500 kIU/L；③Tg 水平和 TgAb 水平都高，但达不到上述标准；④Tg 水平太高，与 ^{131}I 全身显像显示病灶少，两者呈现不匹配。

8.2.4 可作为"照妖镜"的 ^{131}I 全身显像

分化型甲状腺癌术后残留的甲状腺还有多少?有无转移或病灶?用"照妖镜" ^{131}I 全身显像进行诊断,"妖魔鬼怪"就大概率地"现原形"。

(1) 检查前准备。分化型甲状腺癌患者术后,经核医学门诊评估,若医生安排行 ^{131}I 全身显像,需要注意如下。

A. 患者禁碘饮食并停用左甲状腺素钠片 3 周(行 ^{131}I 全身显像后按医嘱服用左甲状腺素钠片),或禁碘饮食 3 周并注射重组人 TSH。

B. 由于 RAI 有放射性,患者须做完其他检查后,才能口服 RAI。

C. 患者空腹 2~4 h 后,服用 RAI(如行诊断性 ^{131}I 全身显像,则服用 1~5 mci RAI),2 h 后才能进食或饮食。

D. 患者服用 RAI 后 1~3 天行 ^{131}I 全身显像(根据 ^{131}I 全身显像的图像,少数患者后续可能需要行延迟显像)。

(2) 检查意义。

A. 诊断性 ^{131}I 全身显像的检查意义。

(A) 判断术后残留甲状腺的多少。

(B) 判断有无摄碘病灶存在。

(C) 为下一步诊疗计划提供依据:是否进行 RAI 治疗?是否进行进一步检查(PET-CT、磁共振等)或手术?若下一步行 RAI 治疗,该检查为治疗剂量的制定提供依据。

(D) 经 RAI 治疗后,患者复查后被安排的诊断性 ^{131}I 全身显像有助于医生评估 RAI 治疗的疗效及目前病情,为下一步诊疗计划提供依据。

(E) 作为疾病分期的依据。

B. 治疗性 ^{131}I 全身显像的检查意义如下。

(A) 判断术后残留甲状腺的多少,以及有无摄碘病灶存在。

(B) 可发现诊断剂量 ^{131}I 全身显像未发现的病灶。

(C) 根据无摄碘病灶及摄 ^{131}I 的程度、术后残留甲状腺的多少,预估 RAI 的治疗效果。

(D) 作为疾病分期的依据。

(3) 检查后的辐射防护注意事项(图 8-2)。

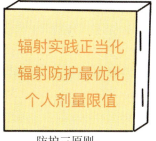
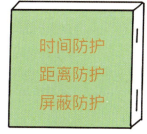

防护三原则　　　　　具体措施

图 8-2　辐射防护要求及应对措施 -1

虽然 RAI 具有放射性，但我们不需要过于担心。只要与接触人员保持一定距离，以及不要近距离、长时间接触，RAI 不会对人体造成确定的影响。而对于接受 RAI 治疗的患者，自身出现的不良反应也少见，相对常见的不良反应都比较轻微。使用"照妖镜"^{131}I 全身显像后的辐射防护注意事项如下。

A. 经 RAI 治疗的患者的辐射防护注意事项。

（A）与儿童、孕妇及备孕的成人接触注意事项（图 8-3）。

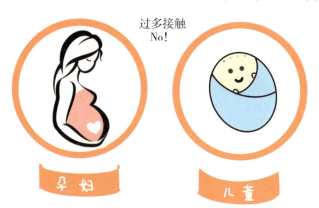

图 8-3　辐射防护要求及应对措施 -2

患者出院后 1 个月才能与儿童、孕妇及备孕的成人正常接触。刚出院时患者需要与他们保持 3 m 以上的距离，后续间隔距离可以按医嘱逐渐缩短。

（B）与成人接触的注意事项。

患者出院后 2 周才能与成人正常接触，刚出院时需要与他们保持 2 m

以上的距离，后续间隔距离可以按医嘱逐渐缩短。

B. 诊断性^{131}I全身显像的患者的辐射防护注意事项。

（A）与儿童、孕妇及备孕的成人接触注意事项。

检查结束1周后，患者才能与儿童、孕妇及备孕的成人正常接触。刚扫描结束时患者需要与他们保持2 m以上的距离，后续间隔距离可以按医嘱逐渐缩短。

（B）与成人接触的注意事项。

检查结束3天后，患者才能与成人正常接触。3天内患者不能近距离、长时间接触成人。

C. 备孕相关注意事项。

行^{131}I全身显像后，半年内患者需要避孕；半年后需要在门诊复查，并咨询专科医师意见后，才能开始备孕。

参考文献

［1］ 中国抗癌协会甲状腺癌专业委员会. 甲状腺癌血清标志物临床应用专家共识（2017版）［J］. 中国肿瘤临床，2018，45（1）：7-13.

［2］ 中华医学会核医学分会. ^{131}I治疗分化型甲状腺癌指南（2014版）［J］. 中华核医学与分子影像杂志，2014，34（4）：264-278.

［3］ 中华医学会内分泌学分会，中华医学会外科学分会内分泌学组，中国抗癌协会头颈肿瘤专业委员会，等. 甲状腺结节和分化型甲状腺癌诊治指南［J］. 中华核医学与分子影像杂志，2013，32（2）：96-115.

［4］ CIAPPUCCINI R, HEUTTE N, TRZEPLA G, et al. Postablation ^{131}I scintigraphy with neck and thorax SPECT-CT and stimulated serum thyroglobulin level predict the outcome of patients with differentiated thyroid cancer［J］. European journal of endocrinology, 2011, 164: 961-969.

［5］ HAUGEN B R, ALEXANDER E K, BIBLE K C, et al. 2015 American Thyroid Association Management Guidelines for adult patients with thyroid nodules and differentiated thyroid cancer: the American Thyroid Association Guidelines Task force on thyroid nodules and differentiated thyroid cancer［J］. Thyroid, 2016, 26（1）: 1-133.

［6］ KAPLAN S L, MANDEL S J, MULLER R, et al. The role of MR imaging in detecting nodal disease in thyroidectomy patients with rising thyroglobulin levels［J］. American journal of neuroradiology, 2009, 30: 608-612.

[7] SAWKA A M, IBRAHIM-ZADA I, GALACGAC P, et al. Dietary iodine restriction in preparation for radioactive iodine treatment or scanning in well-differentiated thyroid cancer: a systematic review [J]. Thyroid, 2010, 20: 1129 – 1138.

(陈盼,李祯)

第 9 章 分期、危险分层和疗效判断

甲状腺癌分为 3 种类型：分化型（包括甲状腺乳头状癌、甲状腺滤泡状癌）、髓样型和未分化型。分化型最常见，占全部甲状腺癌的 80%～85%，预后好，及时得当治疗后大多数患者的病情可以得到有效控制。未分化型非常少见，但预后极差，死亡率高，尚无有效治疗方法。髓样型也少见，预后比分化型的差，目前以手术治疗为主，对晚期患者尚无非常有效的治疗方法，可行靶向治疗。

尽管分化型甲状腺癌发病率如此之高，但因其预后较好，常常被称为癌中的"好癌"。但这并不意味着我们可以将其当作良性疾病来对待。那么，对于甲状腺全切术后的患者，我们该如何管理和预测甲状腺癌带来的危害？常用的分化型甲状腺癌治疗方法是"三驾马车"治疗方案，即手术＋RAI 治疗＋TSH 抑制治疗。

但并非所有患者都需要 RAI 治疗。因此，选择 RAI 治疗前要对甲状腺癌患者进行详细的临床评估，以确定该患者是否需要 RAI 治疗，以及 RAI 治疗的时机和剂量。临床评估的核心是对分化型甲状腺癌患者进行风险判断，即评估患者的死亡概率、复发概率或持续发生概率。目前，常用的预测系统是 TNM 临床分期系统和复发危险度分层系统，借助前者可预测死亡风险，借助后者可预测复发或持续风险。

9.1 TNM 临床分期

对患者进行各种检查后，疾病一旦确诊为癌症，在制定治疗方案前，必须准确地评估肿瘤的扩展范围，这种评估被称为分期。T（tumor）表示原发肿瘤，N（node）表示区域淋巴结，M（metastasis）表示远处转移。恶性肿瘤的预后情况往往与该肿瘤的分期密切相关。对肿瘤进行分期，可以协助医生制定合理的治疗方案，客观地评价疗效，正确地判断预后，比较各种治疗方法，促进经验交流。

通常采用《常见肿瘤 AJCC 癌症分期手册（第八版）》（2018 年执行）标准（表9-1和表9-2）对肿瘤进行 TNM 临床分期。该标准由美国癌症联合委员会（American Joint Committee on Cancer，AJCC）与国际抗癌联合会 TNM 委员会联合制定，是目前肿瘤医学分期的国际通用标准。

TNM 临床分期主要由原发灶的大小或原发灶对周围组织的浸润程度、局部淋巴结转移程度和有无器官远处转移来决定。对分化型甲状腺癌，TNM 临床分期与年龄相关。一般而言，分期越早，预后相对越好。年龄是分化型甲状腺癌分期的关键，以 55 岁为分界线。当诊断年龄小于 55 岁时，只存在Ⅰ期和Ⅱ期。只要没有远处转移都是Ⅰ期。有远处转移的为Ⅱ期。当诊断年龄不小于 55 岁时，Ⅰ期为早期，Ⅱ～Ⅲ期为中期，Ⅳ期为晚期。Ⅳ期预后较差，治疗效果也较差，因此，早期诊断和治疗非常重要。

表9-1 TNM 临床分期

TNM 临床分期			内容
T 期	Tx 期		肿瘤原发灶无法评估
	T0 期		无肿瘤原发灶
	T1 期[1]	T1a 期	肿瘤原发灶最大径不大于 1 cm，局限于甲状腺包膜内
		T1b 期	肿瘤原发灶最大径大于 1 cm 且不大于 2 cm，局限于甲状腺包膜内
	T2 期		肿瘤原发灶最大径大于 2 cm 且不大于 4 cm，局限于甲状腺包膜内
	T3 期[2]	T3a 期	肿瘤原发灶最大径大于 4 cm，局限于甲状腺包膜内
		T3b 期	任何大小任何的肿瘤的微小甲状腺外侵犯，仅有带状肌肉的侵犯
	T4 期[3]	T4a 期	任何大小的肿瘤均超出甲状腺床，侵犯皮下软组织、喉、食管、气管及喉返神经
		T4b 期	任何大小的肿瘤侵犯椎前筋膜或者包绕侵犯颈动脉和大血管
N 期	Nx 期		局部淋巴结转移未能评估
	N0 期		没有淋巴结转移
	N1 期[4]	N1a 期	有淋巴结转移，淋巴结转移至Ⅵ或者Ⅶ区
		N1b 期	有淋巴结转移，淋巴结转移至Ⅰ区、Ⅱ区、Ⅲ区、Ⅳ区或Ⅴ区，以及纵隔、咽后淋巴结

续表9-1

TNM临床分期		内容
M期	M0期	无远处转移
	M1期	有远处转移

T1期[1]：肿瘤原发灶最大径不大于2 cm，局限于甲状腺包膜内；T3期[2]：肿瘤原发灶最大径大于4 cm，局限于甲状腺包膜内，或者任何大小的肿瘤的微小甲状腺外侵犯，仅有带状肌肉的侵犯；T4期[3]：包括明显的肿瘤侵犯主要颈部结构；N1期[4]：有淋巴结转移。

表9-2 临床分期

人群	临床分期		内容
55岁以下人群	Ⅰ期		任何T期、任何N期和M0期
	Ⅱ期		任何T期、任何N期和M1期
不小于55岁	Ⅰ期		T1期、N0期、M0期，T2期、N0期、M0
	Ⅱ期		T1期、N1期、M0期，T2期、N1期、M0期，T3期、任何N期或M0期
	Ⅲ期		T4a期、任何N期或M0期
	Ⅳ期	Ⅳa期	T4b期、任何N期或M0期
		Ⅳb期	任何T期或任何N期和M1期

9.2 复发风险分层

临床上，由于分化型甲状腺癌生存期很长，术后复发风险分层的意义更侧重于预测病灶复发或持续而不是死亡风险。参照美国2015版美国甲状腺协会对甲状腺癌的诊治指南，将分化型甲状腺癌复发危险分为低危、中危、高危。低危是指术后几乎不存在残留病灶，复发概率为1%～5%，但对低危的判定要非常慎重，需要有详细的临床资料和细致的检查才能做出判定；中危是指虽然切除全部借助影像或肉眼所见的病灶，但还可能存在隐藏的病灶，复发概率为5%～20%；高危是指术后仍存在借助影像或肉眼所见的病灶，即使经过正规治疗，病灶复发或持续概率仍大于20%。复发风险分层的目的是为临床医生提供术后是否需要进行RAI治疗、剂量的确定和TSH抑制治疗的水平的依据。一般而言，对低危患者可以随访观察，不做 RAI 治疗，但如果患者需要，可行清甲治疗，这样也有利于以后的随访；对于中高危患者，即使其^{131}I 全身显像结果呈阴性，也可以行 RAI 以辅助清灶治疗；对于有 RAI 摄取病灶的患者，应该尽快行 RAI 清灶治疗。

分化型甲状腺癌经过最初"三驾马车"治疗后，一般要在治疗 6～12 个月后进行疗效评估。最初的疗效判断对患者今后的长期预后判断非常有价值。最初治疗后常有 4 种结局：完全缓解、疗效不确定、生化不完全缓解和结构不完全缓解。前 2 个结局被认为是病情好转或控制的标志；而后 2 个结局被认为是病情尚未控制的表现，需要继续严密观察或治疗。

参考文献

[1] 宋其韬，孟召伟. 美国 AJCC 有关分化型甲状腺癌 TNM 分期更新内容的解读 [J]. 国际内分泌代谢杂志，2022，42（1）：54-57.

[2] CASELLA C, MINISTRINI S, GALANI A, et al. The new TNM staging system for thyroid cancer and the risk of disease downstaging [J]. Frontiers in endocrinology, 2018, 18（9）：541.

[3] GAN T, HUANG B, CHEN Q, et al. Risk of recurrence in differentiated thyroid cancer: a population-based comparison of the 7th and 8th editions of the American Joint Committee on Cancer staging systems [J]. Annals of surgical oncology, 2019, 26（9）：2703-2710.

[4] SHAHA A R, MIGLIACCI J C, NIXON I J, et al. Stage migration with the new American Joint Committee on Cancer (AJCC) staging system for differentiated thyroid cancer [J]. Surgery, 2019, 165（1）：6-11.

[5] SUGINO K, NAGAHAMA M, KITAGAWA W, et al. Risk stratification of pediatric patients with differentiated thyroid cancer: is total thyroidectomy necessary for patients at any risk? [J]. Thyroid, 2020, 30（4）：548-556.

（邹全梁，欧阳伟）

第 10 章　甲状腺癌术后的健康管理

甲状腺是人体重要的内分泌器官，甲状腺癌术后健康管理是甲状腺癌是否能够治愈的关键。术后健康管理包括情绪调整、饮食、运动、休息等日常生活中方方面面的内容（图 10-1）。

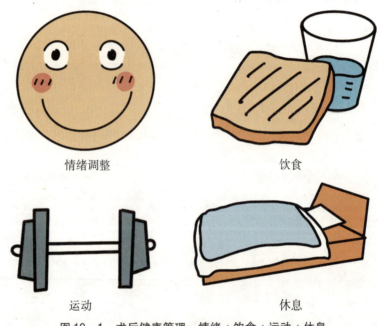

图 10-1　术后健康管理：情绪＋饮食＋运动＋休息

10.1　情绪调整

甲状腺癌术后患者需要保持轻松乐观的心情，这对减少复发有重要意义。

研究结果表明，甲状腺癌患者出现心理问题的比例远远高于一般人群的。一方面，受疾病影响，体内激素水平在治疗前后可能有大幅度的波动，患者可能会出现情绪低落、焦虑等负面情绪。另一方面，虽然甲状腺癌预后较好，但是罹患癌症也会给患者带来不小的心理压力，这在年轻患者身上更为显著。初诊、治疗、后续的随访观察，于较紧张的患者而言每个过程都是一次艰难的心理考验。

如果负面情绪难以调节，甚至影响工作和生活，患者不要忽视这种感受，应主动向家人、朋友倾诉，与医生、患者交流，互帮互助，或者寻求专业心理医生的帮助。

10.2 饮食

10.2.1 饮食注意事项

建议患者合理膳食、适碘饮食。注意！不是低碘饮食。保持规律的饮食，增加新鲜的瓜果、蔬菜的摄入，注意补充维生素。

适碘饮食是指每天摄碘量约为 120 μg，与健康成年人每天的摄入量相近，即甲状腺癌患者不需要特殊忌口。现阶段并没有研究结果表明，治疗后的患者从正常饮食中所摄入体内的碘会影响治疗效果及肿瘤复发率。正常饮食的患者与低碘饮食的患者相比，甲状腺癌的复发率和转移概率没有显著差异。而长期低碘饮食还会改变患者甚至其家人的饮食习惯，影响自身及家人的生活质量及健康。虽然不必严格控制碘的摄入量，但患者也要避免长期、大量地进食海鲜等高碘食物。

同时，患者要注意少吃辛辣、刺激性的食物，拒绝高脂、高热量的饮食，以免引起内分泌系统的紊乱，导致体内甲状腺激素波动，影响治疗效果。

10.2.2 低碘饮食时期

在诊断性 RAI 扫描前、RAI 治疗前，需要低碘饮食 2～4 周；而 RAI 治疗后仍须低碘饮食 2 周（表 10-1）。

表 10-1 禁碘期间需要禁止食用和建议食用的食物和药品

种类	禁止食用的食物和药品	建议食用的食物和药品
盐和调味品	含碘盐、海盐（粗盐）、酱油、蚝油	非碘盐、葱、姜、蒜、糖、醋
海产品和鱼类	所有海产品（如海带、紫菜、海鱼、发菜、花胶、虾、贝、蟹等）、所有淡水鱼（如甲鱼、河虾、螃蟹等）、所有海鱼/淡水鱼制品（如刺身、寿司等）	无
牛奶和乳制品	鲜牛奶、所有乳制品（如奶酪、黄油、奶油、酸奶、巧克力、冰激凌等）	纯牛奶
肉蛋类	加工制品（如腌腊肉、火腿、烧鹅、烤鸭、叉烧等）、鸡蛋黄	新鲜肉类（如猪肉、羊肉、牛肉、鸡、鸭等）、鸡蛋白
蔬菜和水果	罐装水果、罐装蔬菜、腌制品、凉拌菜、什锦水果	新鲜蔬菜、新鲜水果、坚果
饮品、中药和其他	含红色染料饮品（如可乐、苏打水等）、凉茶、夏枯草、黄药子、昆布、其他中药、保健品、维生素补充剂、碘附、碘酒、胺碘酮、餐馆和外卖食品	茶和咖啡（均不添加奶酪）

　　进行 RAI 诊疗的甲状腺癌患者，通常在接受 RAI 诊疗前已经行甲状腺切除手术。大部分甲状腺癌组织及正常组织已被切除，仅剩一小部分残余甲状腺组织及可能残留的甲状腺癌组织可以摄取碘。低碘饮食可以让剩余的甲状腺细胞及肿瘤细胞处于缺碘的饥饿状态，从而能够更好地摄取 RAI，让扫描和治疗达到最佳效果。而碘存在于多种食物和药物中，若不进行低碘饮食，食物与药物中的碘将和 RAI 产生竞争关系，影响甲状腺组织吸收 RAI，降低治疗及显像效果。

　　含碘丰富的食物包括加碘盐、海盐、乳制品、海鲜及其他海产品、某些食用色素及加工、包装或者腌制的罐头食品和牛奶等。低碘饮食不等同无碘饮食。低碘饮食的标准是指每天饮食摄入的碘含量不超过 50 μg，即少摄入。碘是人体必需的基本元素，饮用水、很多肉类、蔬菜都含碘。因此，低碘饮食不能等同于无碘饮食。

　　健康人每天从食物、饮水或药物中获取的非放射性碘中，90% 以上的非放射性碘会从尿液中排泄出去,因此,尿碘水平能反映人体碘营养状况。RAI 治疗前低碘饮食是否合格,通常用尿碘水平来进行评估。

患者需要注意的是,低碘饮食是为 RAI 诊疗治疗做准备,日常生活并不需要低碘饮食,进行低碘饮食一定要在医嘱指导下进行。

10.3 运动

甲状腺癌治疗后的患者要进行适当的锻炼。适当的运动有助于维持良好的身心状态,保持激素水平稳定,减少肿瘤复发的刺激因素。但是,要避免剧烈运动,保持运动的规律性。

如果术后患者感觉颈部伤口紧绷,推荐在术后 2 周左右,伤口完全愈合时可以开始颈部锻炼。

术后早期进行适当的颈部功能锻炼可减少瘢痕形成,防止颈部僵硬(图 10 - 2)。

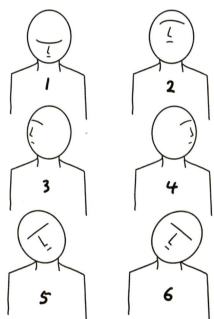

1:缓慢低头,下巴尽量靠近胸部,恢复原位;2:头部后仰,当颈前切口皮肤紧绷时,停止后仰,恢复原位;3、4:左右转头,动作须缓慢,恢复原位;5、6:左右歪头,使耳朵尽量贴近肩部,恢复原位。

图 10 - 2 术后颈部功能训练

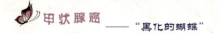

图 10-2 中的动作应缓慢地进行，小幅度地循序渐进，重复 10 次。

10.4 休息

规律生活，避免熬夜、劳累。健康的生活方式有助于保持内分泌系统的稳定。患者术后还需要正确认识疾病，不要过于害怕，注意避免疾病所致的压力过大，进行正确的保养及锻炼，从而尽快融入正常的生活。

10.5 按时服用左甲状腺素钠片并定期复查

甲状腺癌术后患者的全部或部分甲状腺已切除，体内无法合成人体需要的甲状腺激素，因此，患者要注意规律地服用左甲状腺素钠片。部分患者经甲状腺术后可能出现甲状旁腺功能低下，也要注意长期、规律地服用钙片等药物。另外，患者还需要定期进行甲状腺功能的检查及甲状腺癌随访检查。

10.6 备孕问题

甲状腺癌一般不会影响备孕，尚无确切的证据证明甲状腺癌患者经治疗后，妊娠前所患的甲状腺癌会对妊娠后的胚胎产生不良影响。

虽然生育会增加肿瘤复发的风险未得到证实，但是妊娠时，机体激素水平会产生波动，因此，准备怀孕的患者须在治疗后，将病情控制在稳定水平，并在医生指导下进行备孕，配合医生把身体调整到适合怀孕的状态。

妊娠后因胎儿生长，母体所需的甲状腺激素不断增加，因此，患者要定期到医院复查，根据甲状腺激素水平情况调整左甲状腺素钠片的用量以保证正常妊娠、正常分娩及胎儿的正常发育。

在妊娠期和哺乳期的健康管理需要专业的妇产科医生、营养师共同配合。此外，如果患者术后需要做 RAI 治疗，一般建议治疗后半年以上再备孕（图 10-3）。

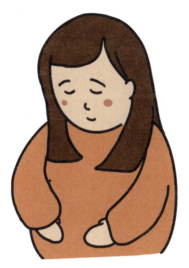

图10-3 备孕问题

参考文献

[1] 安小利,高玉花,汪静.分化型甲状腺癌术后^{131}I治疗的辐射防护[J].现代肿瘤医学,2014,22(1):51-53.

[2] 金爱敏,姜丽萍,柳琼,等.甲状腺癌患者行功能性颈部清扫术后颈部功能锻炼的研究[J].中国实用护理杂志,2007,23(32):25-27.

[3] BUSAIDY N L, CABANILLAS M E. Differentiated thyroid cancer: management of patients with radioiodine nonresponsive disease [J]. Journal of thyroid research, 2012. DOI: org/10.1155/2012/618985.

[4] LAMARTINA L, DEANDREIS D, DURANTE C, et al. Imaging in the follow-up of differentiated thyroid cancer: current evidence and future perspectives for a risk-adapted approach [J]. European journal of endocrinology, 2016, 175 (5): 185-202.

[5] LAMARTINA L, LEBOULLEUX S, TERROIR M, et al. An update on the management of low-risk differentiated thyroid cancer [J]. Endocrine-related cancer, 2019, 26 (11): 597-610.

(邹全梁,冯会娟)